INFLUENCE DU RHUMATISME

SUR LA PRODUCTION DES

MALADIES DE LA BOUCHE

ET PARTICULIÈREMENT DU

SYSTÈME DENTAIRE

(Travail présenté au Congrès dentaire de Paris)

PAR

Le Dʳ N. ETCHEPAREBORDA

Délégué du Gouvernement de la République Argentine
et de la Faculté de Médecine de Buenos-Ayres
au Congrès dentaire de Paris.

PARIS

TYPOGRAPHIE A. DAVY
52, rue Madame

1889

INFLUENCE DU RHUMATISME

SUR LA PRODUCTION DES

MALADIES DE LA BOUCHE

ET PARTICULIÈREMENT DU

SYSTÈME DENTAIRE

(Travail présenté au Congrès dentaire de Paris)

PAR

Le Dr N. ETCHEPAREBORDA

Délégué du Gouvernement de la République Argentine
et de la Faculté de Médecine de Buenos-Ayres
au Congrès dentaire de Paris.

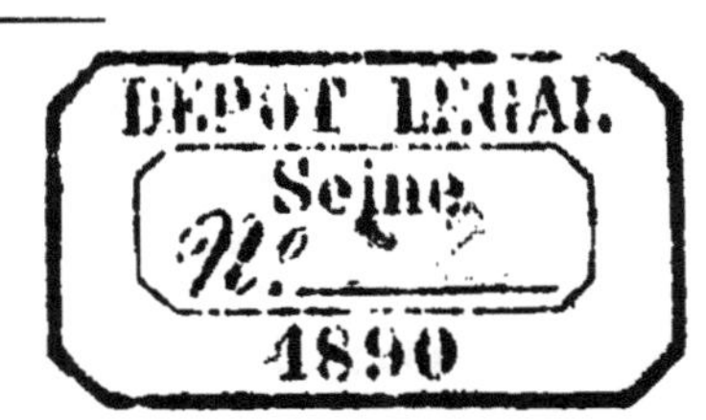

PARIS

TYPOGRAPHIE A. DAVY

52, rue Madame

—

1889

INFLUENCE DU RHUMATISME

SUR LA PRODUCTION DES

MALADIES DE LA BOUCHE

ET PARTICULIÈREMENT DU

SYSTÈME DENTAIRE

Il paraît difficile aujourd'hui de méconnaître les relations du rhumatisme et de certaines affections buccales ; il est aussi difficile de nier l'importance que présente l'étude de ces relations ; plus nous allons, plus la pathologie tend à devenir rationnelle, plus la thérapeutique tend à devenir causale. Le temps des maladies essentielles et des médications symptomatiques est fini ; les localisations des processus réclament des interventions spéciales, personne ne songe à traiter la bouche comme le tube digestif, l'articulation temporo-maxillaire comme celle du genou. Mais si, en dehors et au-dessus de ces localisations, il existe une même cause générale capable de les provoquer et de les entretenir, il ne faut ni la perdre de vue, ni la négliger.

Le rhumatisme peut-il retentir sur la bouche et en particulier sur le système dentaire? S'il y retentit quelles manifestations présente-t-il? Quel ordre doivent occuper ces manifestations dans la chronologie des accidents de même origine? Telles sont les questions qui s'imposent dès qu'on aborde cette étude.

Elles en comportent d'autres qu'il n'est pas possible de résoudre à l'aide de l'observation seule : rhumatisme est un terme bien vieux et bien vague. On l'applique à une maladie fébrile aiguë qui retentit profondément sur l'organisme, qui touche les grandes séreuses viscérales, tue souvent par la gravité de ses déterminations ou par hyperthermie, qui se comporte en un mot comme la plupart des pyrexies infectieuses ; on l'applique aussi aux arthrites mono-articulaires, aux douleurs erratiques : les arthropathies d'origine blennorrhagique sont rattachées au rhumatisme. Le terme est si compréhensif qu'on arrive à se demander si véritablement on ne l'a pas appliqué à des processus de différents ordres. On n'est même pas fixé sur les tissus qu'il touche primitivement. Il nous a semblé qu'il était indispensable de faire précéder l'étude que nous allons entreprendre, sur des déterminations buccales et particulièrement dentaires, des considérations générales sur la nature et le siège de manière à ce qu'elles puissent nous servir d'introduction.

I

NATURE DU RHUMATISME

On disait, au siècle dernier, « que la douleur de rhumatisme était causée par la redondance ou la qualité peccante des humeurs qui s'amassent et croupissent dans les vaisseaux capillaires des tuniques et des membranes qu'elles distendent, picotent et corrodent ; on ne doit point douter que ces causes ne contribuent à la production du rhumatisme et de la goutte ».

Malgré l'abandon de ces doctrines surannées il existe toujours une théorie humorale. Le rhumatisme tiendrait à une altération des liquides organiques ayant pour caractéristique la présence dans le sang d'un acide en excès : les auteurs ne sont pas d'accord sur la nature de cet acide. Pour les uns, c'est l'acide urique, pour les autres l'acide lactique. Parmi les partisans de la première hypothèse, il faut ranger M. Jaccoud. Pour lui, le rhumatisme et la goutte représenteraient deux degrés différents d'une même maladie. De telle sorte que le sang des rhumatisants renfermerait un peu moins d'acide urique que celui des goutteux, et un peu plus qu'il n'en renferme à l'état physiologique. Cette opinion est rejetée par la plupart des auteurs qui se sont occupés de la question.

Voici ce que dit M. Besnier :

« L'urée est en quantité normale dans le sang d'individus souffrant de rhumatisme articulaire aigu : il eût été bien difficile, d'un autre côté, de concilier l'idée d'un excès d'acide urique coïncidant avec le type de la fièvre angioténique et un état phlegmasique. Dans les accès de goutte, chez les sujets imprégnés d'urate de soude, il suffit du processus inflammatoire de l'arthrite goutteuse pour faire disparaître l'acide urique de la sérosité recueillie dans l'atmosphère de l'articulation attaquée. Les investigations de Garrod effectuées, soit directement sur le sérum du sang, soit sur la sérosité d'un vésicatoire, ont constaté l'absence d'acide urique dans le sang d'individus attaqués de rhumatisme articulaire aigu et la démonstration qu'il en a donnée paraît incontestable. Dans le rhumatisme articulaire chronique, les altérations du sang ne diffèrent pas de celles qui sont propres au rhumatisme articulaire aigu. En aucune période il n'a été possible de trouver de l'acide urique. Le seul fait qui actuellement correspond à un résultat pratique direct consiste dans l'absence d'acide urique en excès dans le sang ou dans la sérosité extraite d'un vésicatoire. »

Les objections de M. Besnier à la théorie qui attribue le rhumatisme à la présence de l'acide urique dans le sang peuvent être ramenés à deux points :

1° Les phénomènes cliniques observés pendant l'attaque de rhumatisme articulaire aigu diffèrent notablement de ceux de l'accès de goutte, maladie dans laquelle l'acide se trouve toujours en assez grande quantité dans le sang.

2° Jamais on n'a constaté la présence de cet acide au moment de l'attaque du rhumatisme articulaire. A la rigueur, la dernière objection suffirait ; mettre des phénomènes morbides sur le compte d'un agent chimique dont les propriétés sont classiques, et la présence facile à reconnaître, c'est faire un retour en arrière et chercher non plus ce qui est, mais ce qui doit être. Mais les résultats négatifs de Garrod ne sont ni aussi absolus, ni aussi constants qu'on pourrait le croire. Des recherches soigneuses ont décelé quelquefois la présence d'acide urique dans le sang et les sécrétions des rhumatisants : il est vrai qu'ils présentaient toujours dans ces conditions. une affection du rein ou du système nerveux central ; c'est à elle que M. Besnier rattache la présence de l'acide urique.

Je l'ai cherché moi-même à l'hôpital, chez des malades sous le coup d'une attaque de rhumatisme articulaire aigu : voici le procédé que j'ai employé le plus souvent.

« Après avoir évaporé par la chaleur le liquide contenant de l'acide urique et placé le résidu presque arrivé à dessication dans un verre de montre, en le traitant par une petite quantité d'acide nitrique, on obtient une coloration jaunâtre. On sèche de nouveau avec précaution, on laisse refroidir et on ajoute une goutte d'ammoniaque. Le produit nouveau, ainsi obtenu, a une coloration rougeâtre ; il devient bleu après avoir été traité par la soude.

Il est plus facile et peut-être préférable de rechercher les cristaux. Sur le porte-objet du microscope, on met une petite quantité du liquide à examiner additionnée d'une goutte d'acide nitrique ; on chauffe à la flamme de la lampe à alcool jusqu'à dessication; en ajoutant une goutte d'amoniaque, les cristaux d'acide urique prennent une coloration rouge pourpre qui devient bleue lorsqu'on ajoute la potasse caustique : c'est la réaction dite de murexide considérée par Pelletan, Bizzorero etc., comme caractéristique. J'ai employé concurremment ces deux méthodes, chez les rhumatisants dont j'ai parlé; elles ne m'ont donné que des résultats négatifs de telle sorte que si je prends pour guide mon expérience personnelle, je ne saurais me ranger à la suite de ceux qui attribuent tous les accidents à la présence d'un excès d'acide urique dans le sang.

Il existe une autre théorie ou plutôt une autre adaptation de la théorie humorale à l'explication de la genèse du rhumatisme. Le vrai coupable ce serait non pas l'acide urique mais l'acide lactique. Cette opinion défendue avec énergie en France par M. Proust est également celle de Richardson, Förster, Todd, Fuller etc.

Voici comment on explique les phénomènes de l'attaque; l'acide lactique qui résulte du deliqium des éléments des muscles en travail est éliminé en grande partie par la peau; que les fonctions de celles-ci soient suspendues dans le cours de l'activité musculaire et une rétention survient. Des expériences de Richardson et Förster semblent justifier cette manière de voir : le premier après avoir injecté l'acide lactique dans les veines des chiens, les sacrifie et trouve à l'autopsie des phlegmasies de différentes séreuses articulaires et de l'endocarde. Förster donne de l'acide lactique à l'intérieur à un diabétique et il voit survenir des accidents ressemblant assez exactement à la polyarthrite rhumatismale aiguë. Ces faits, tout intéressants qu'ils soient, n'empêchent point la théorie à laquelle on les rattache, de présenter bien des points faibles. Maclagan a formulé avec beaucoup de netteté et de justesse les objections qu'on peut lui faire, et jusqu'à présent on ne l'a pas réfuté. On n'a pas démontré d'une manière indiscutable la présence d'un excès d'acide lactique dans le sang, pendant le cours ou à la suite de l'attaque du rhumatisme : quand on l'aurait démontrée il n'existerait aucune raison d'établir une relation de cause à effet. L'urée augmente dans la fièvre, la fibrine dans les inflammations. A-t-on songé à dire que les fièvres et les phlegmasies dépendent des modifications présentées par le sang ? Nullement, tout le monde admet que ces phénomènes sont des conséquences et non des causes. Pourquoi l'augmentation de

l'acide lactique ne serait-elle pas la consé-
quence plutôt que la cause du rhumatisme ?

Et comme les explications empruntées à
l'humorisme moderne ont pour principal avan-
tage leur simplicité, elles ne répondent point
à des faits expérimentaux constants et indé-
niables ; elles ne satisfont pas complètement
l'esprit et sont loin d'expliquer les particula-
rités et les bizarreries des formes.

On a voulu leur substituer des théories organiques et biologiques. Des médecins allemands
poussant à l'extrême le besoin de localisation,
ont fait du rhumatisme aigu une maladie in-
fectieuse ayant pour siège primitif la séreuse
intra-cardiaque et tenant le milieu entre son
iuflammation simple et l'endocardite ulcéreuse. Afin de ne pas revenir à une nomeu-
clature oubliée, et de ne pas faire une nouvelle et
vaine tentative pour ressusciter les métastases,
ils ont admis que les inflammations articulaires
résultent d'une foule d'embolies microscopi-
ques partant du foyer primitif. On n'a jamais
trouvé une seul embolie dans les artérioles de
la synoviale ou dans le voisinage des jointures
et on voit heureusement un certain nombre de
cas dans lesquels le rhumatisme ne touche ni
le péricarde, ni l'endocarde. Je ne dis rien de
la théorie chère à Foriep, Mitchell, Cantani, au

lieu de partir du centre circulatoire, tout partirait de la moelle : à la rigueur on peut expliquer ainsi les troubles sensitifs, moteurs et trophiques tardifs pour la plupart, mais la fièvre, les déterminations viscérales, les crises, restent comme autant d'énigmes dont la doctrine en cause ne rend nullement compte. Il a donc fallu arriver à la théorie parasitaire et il faut dire à la louange de ceux qui l'ont défendue, qu'ils n'ont pas attendu pour s'y rallier que la bactériologie eût été imposée par de puissantes autorités, qu'elle eût soulevé un enthousiasme plus sentimental que scientifique; qu'elle fût entrée de force dans certainsrecoins de la pathologie où nos petits enfants seront probablement fort étonnés de la rencontrer.

Nous avons vu en effet qu'il y a dans la marche et l'aspect clinique du rhumatisme articulaire aigu bien des traits qui font songer aux maladies infectieuses : invasion générale et d'emblée de l'économie, déterminations multiples, réactions critiques qui s'annoncent dès le premier jour par l'abondance des sueurs et des urines ; anémie consécutive comme à la suite de tous les insultus infectieux et dans les cas graves exagérations et marche foudroyante de la fièvre. Tout cela fait penser directement à l'invasion de l'organisme par un principe qui lui est étranger et à la lutte qu'il soutient contre lui; Klebs a le premier formulé nettement cette théorie; le principe pathogène pénétrerait dans l'économie par les pores de la peau dilatées comme elles le sont nécessairement dans la transpiration. Une recherche de Freischhauer sembla donner un point d'appui expérimental à cette doctrine : il trouve une grande quantité de microcoques de différente nature chez un malade mort huit jours après le début d'un rhumatisme articulaire aigu; d'autres hypothèses microbiennes sont de même ordre.

Il y en a une cependant qui mérite de nous arrêter un instant, celle de Maclagan : c'est lui qui a, le premier, en 1874, eu l'idée d'appliquer au traitement du rhumatisme la salicine. Depuis lors, on a préféré un de ses dérivés, l'acide salicylique et ses sels, mais quels que soient les agents chimiques qu'elle comporte, la médication est toujours en vigueur depuis 13 ans, c'est une longévité exceptionnelle pour une méthode thérapeutique. Maclagan y avait été conduit par une arrière-pensée doctrinale. Le rhumatisme est une affection miasmatique de même ordre que les accidents malariques. La substance vraiment spécifique contre lui doit être donnée par des végétaux croissant en abondance dans les pays où il est endémique.

De tous ces végétaux le plus commun est le saule ; le principe immédiat de son écorce, la salicine ne le cède comme fébrifuge et antizymotique qu'aux préparations de quinquina. Or les fièvres intermittentes sont en réalité des maladies microbiennes. Dès 1879, Klebs et Tommas Crudeli ont décrit le schizomycète spécifique, le bacillus malariae, et leurs recherches furent confirmées par celles de Marchiafva qui le retrouva en longs filaments, dans le sang, la rate et la moelle osseuse de malades ayant succombé à des accès pernicieux ; les recherches de Cubori, Langi, Terrigi ont apporté un nouvel appui à cette opinion. L'argumentation de Maclagan tend tout entière à démontrer qu'il n'existe aucune différence essentielle entre le rhumatisme et les fièvres palustres ; le type de la fièvre est le même, la prédisposition constituée par une première attaque se rencontre dans les deux cas; l'un et l'autre laissant à leur suite une dépression organique profonde, ont une durée incertaine, parfois longue; les mêmes médicaments réussissent dans les deux cas ; c'est la seule proposition démontrée, encore l'action des préparations salicylées n'a-t-elle point le caractère spécifique de la quinine dans le rhumatisme.

D'un autre côté, c'est malheureusement un fait d'expérience courante qu'on le rencontre dans une foule de localités qui ne sont pas et n'ont jamais été palustres, que dans certaines contrées éprouvées de date immémoriale par les maladies, certains de ces accidents prennent le masque rhumatoïde. C'est un fait qui n'est pas discutable, mais dire que dans tout rhumatisme il y a de l'impaludisme, cela nous paraît une exagération.

Dans ces derniers temps un médecin distingué de Bordeaux le Dr Voyard a placé la question sur un terrain un peu différent. Nous allons voir s'il est plus solide. Pour expliquer la genèse du rhumatisme il faut tenir compte de la prédisposition, c'est-à-dire d'une altération des liquides, des solides, d'un trouble fonctionnel habituel qui diminuent la résistance et la force de réaction des tissus et des appareils. Plus un organisme est parfait, plus il est exposé à ces accidents ; les prédispositions sont infiniment plus nombreuses chez l'homme que chez les animaux inférieurs. Le froid retentit ou tout au moins agit spécialement sur la peau ; la suppression partielle de la perspiration cutanée, amène toujours du catarrhe d'un côté ou d'un autre. Dans la nutrition, il faut tenir compte d'une série de phénomènes positifs aboutissant à l'assimilation et d'une autre série de phénomènes négatifs aboutissant à la désassimilation des éléments devenus caducs et désormais inutiles. Dans celle-ci la peau et l'appareil urinaire jouent le rôle capital et se suppléent l'un à l'autre. Dans certaines conditions anormales, cette suppléance et l'équilibre deviennent irréalisables, alors il faut pour que les fonctions s'exécutent que de nouveaux émonctoires s'établissent.

Il se fait, comme le dit M. Voyard, un mouvement fluxionnaire pathologique, c'est lui qui intéresse les séreuses et les muqueuses dans le cours de l'attaque, puis les liquides excrétés n'ont pas toujours la constitution et les réactions qu'ils devraient avoir; il y en a d'irritants et même dangereux ce qui explique les complications locales et les accidents généraux d'auto-infection. Ces données permettent de comprendre tout le processus rhumatismal. L'action prolongée du froid supprime en partie les fonctions cutanées; l'action du rein ne suffit plus au mouvement de désassimilation et la suppléance se fait pour les séreuses.

Cette théorie est commode, mais elle explique peu de chose. Pourquoi un coup de froid provoque-t-il une attaque aiguë chez une personne. tandis qu'il est parfaitement supporté par une autre ? Pourquoi est-il bien supporté aujourd'hui et le sera-t-il mal demain par la même personne? La thèse de Voyard ne nous permet pas de trancher ces difficultés.

On a beaucoup écrit, beaucoup discuté sur le rhumatisme. Deux choses me paraissent purement et simplement acquises ; l'influence de la prédisposition, qui est ordinairement hériditaire et congénitale et le caractère général et polymorphe de la maladie.

Rien dans tout cela n'est en contradiction avec l'hypothèse de localisations banales de différents ordres et de différent siège.

II

SIÈGE PRIMITIF DU RHUMATISME

Les anatomo-pathologistes ne sont pas plus d'accord sur ce point que sur la nature même du mal. Tandis que MM. Ollivier et Ranvier, ont cru que le cartilage était le premier en cause, Robin a déclaré qu'il n'est jamais pris. D'après Richet, la synoviale articulaire serait la première atteinte, Besnier croit que ses lésions sont passagères et insignifiantes. Pour Voyard, tout réside dans le tissu cellulaire; Maclagan craint, au contraire, que les phéno-mènes les plus importants se passent du côté du tissu fibreux et séreux. Cette opinion ne serait erronée que si on la poussait jusqu'à l'exclusivisme. C'est en effet par là qu'on trouve les observations des principaux acci-dents dans les formes subaiguës ou chroniques, surtout celles que l'on rattache aux muscles et dans lesquelles tout se passe en réalité du côté des aponévroses. La fréquence des lésions valvulaires n'est nullement en contradiction avec cette hypothèse; on s'explique alors aisé-ment que la cavité buccale ne soit pas à l'abri du rhumatisme. On discute aujourd'hui par la nature et l'usage du périoste alvéolo-dentaire. Le nom de périoste qu'on lui donne, lui convient-il? N'est-ce point plutôt un ligament destiné à la fixation des dents? Dans le premier cas, il aurait pour fonction principale de pour-voir à la nutrition, ce serait une sorte de pulpe externe capable jusqu'à un certain point de remplacer la pulpe interne lorsqu'elle est détruite. Je ne dis pas qu'au point de vue de l'embryologie la solution de cette question n'ait pas un vif intérêt; elle en a moins au point de vue pratique.

L'expérience de tous les jours montre que la
nutrition des dents et des alvéoles est sin-
gulièrement compromise, lorsque le périoste
alvéolo-dentaire est détruit ; leur fixation est à
peu près nulle, lorsqu'elle n'est plus faite que
par les vaisseaux et les nerfs amortissant à
l'extrémité des racines ; cela revient à dire
qu'il existe une solidarité absolue entre l'inté-
grité de la dent et celle de la membrane qui
la limite ; qu'elle sert à la fois à l'odontogénèse
et à la fixation. Dans un cas comme dans
l'autre, elle est exposée, de par sa structure
même aux déterminations du rhumatisme ;
celui-ci ne respecte pas plus le périoste qu'il
ne respecte les ligaments. Tomes a montré
que la membrane avéolo-dentaire est formée
par des fibres du tissu conjonctif arrivées à
différents degrés de développement et entre-
croisées profondément. J'ajoute même que la
cavité buccale est plus exposée peut-être qu'aucune autre au rhumatisme. Qu'on admette la
théorie vitaliste de Voyard ou la théorie parasitaire de Maclagan, on est toujours obligé
d'en arriver à propos des prédispositions
accidentelles qui règlent l'attaque, au froid
surtout à une transition brusque du chaud
au froid. Nulle part elles ne sont plus fréquentes
que dans la bouche. Un aliment glacé suit

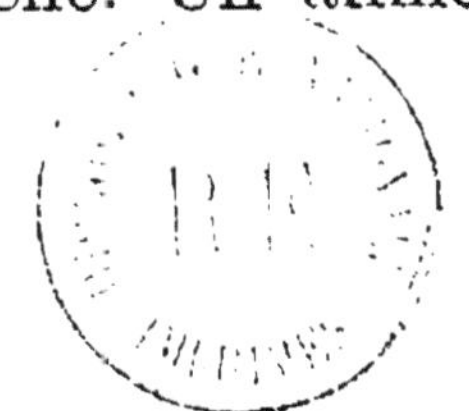

parfois presque immédiatement en aliment
brûlant; on sort d'une pièce chauffée à 25 ou
30°, si l'on ouvre involontairement la bouche
pour respirer comme cela arrive trop souvent,
on est saisi par le contraste de l'air extérieur.
Quelle que soit l'idée que l'on se fasse du rhumatisme et de ses localisations, il n'est nullement
absurde de supposer qu'il puisse atteindre les
différentes parties qui limitent la cavité buccale en particulier les arcades-dentaires, nous
allons essayer de démontrer qu'il les atteint et
quelles formes offrent de préférence ses localisations.

III

ACCIDENTS RHUMATOIDES OBSERVÉS DU COTÉ DE LA BOUCHE ET DES DENTS.

En Angleterre et aux États-Unis, où les
formes mixtes et incertaines du rhumatisme
sont peut-être plus communes qu'ailleurs, on
est disposé à étendre le domaine habituel de
la maladie ou plutôt à faire remonter tout ce
qui s'y rapporte à une diathèse primitive
dont la goutte et le rhumatisme ne sont que
des manières d'êtres, à l'arthritis. En France,
ces idées sont également en faveur depuis

quelques années : On peut reprocher aux partisans de l'arthritis de n'avoir pas toujours suffisamment prouvé leurs idées, d'être restés dans un vague plus commode que scientifique. Dans tous les cas, cette hypothèse n'a rien d'absurde ou de choquant, il existe une telle ressemblance entre certaines manifestations subaiguës ou chroniques de la goutte et du rhumatisme qu'on n'a pas trouvé encore le critérium qui permet de les rattacher sûrement à l'un ou à l'autre.

Rattachons-les, à l'arthritis. Voici ce que dit le Dr Dyce Duckworth dans une étude consacrée aux dents des arthritiques : Londres paraît la capitale ou tout au moins le centre le plus important de la goutte dans le monde. Je crois qu'il existe une diathèse arthritique dont les résultats se rattachent à deux rameaux pathologiques principaux : le rhumatisme et la goutte. Ils ne peuvent se confondre, ni se transformer, mais ils peuvent coexister et mêler leurs phénomènes. C'est pour cela que je parlerai des dents des arthritiques et non des goutteux.

La première dentition est habituellement satisfaisante, elle ne diffère pas de celle des autres enfants. Notre expérience n'est pas la même que celle du Dr Carpenter, les goutteux ont en général d'excellentes dents, peu sujettes à la carie. Parmi trois cents malade d'hôpital atteints de goutte héréditaire à différents degrés, j'ai trouvé que les dents étaient très fortes, pourvues d'un émail excellent, sans désordres d'aucune sorte. Laycock a signalé le fait il y a 25 ans, lorsqu'il avait pour élèves Jonathan Hutchinson et M. Coleman. J'ai trouvé que dans la diathèse arthritique, les dents étaient en général larges, régulières, les angles sont mousses, elles sont peu carrées. Les incisives ont comme l'a signalé Laycock, une tendance marquée à être poussées en avant, les enfants ont l'habitude de grincer des dents durant le sommeil et cette habitude persiste souvent durant la vie... Il existe une prédisposition au tartre, qui est souvent abondant. Des dents tout à fait saines peuvent être détruites lorsque l'âge avance, j'en ai vu de nombreux exemples; elles sont résistantes pourtant et dans les conditions ordinaires difficiles à enlever; l'absence de soins de bouche et l'intempérance provoquent la production du tartre et la carie. Les gens de complexion floride sont plus prédisposés à celle-ci, et à la résorption alvéolaire.

Ces considérations nous montrent ce que nous savions déjà, qu'il n'existe point de forme particulière des dents en relation directe avec la diathèse arthritique, qu'on essayerait vainement de trouver de ce côté la précision que Hutchinson et Parrot ont apportée, dans la description des dents syphilitiques ; en revanche que l'arthritis ou mieux le rhumatisme créent une prédisposition aux désordres dentaires, qu'on voit des manifestations buccales alterner avec d'autres, ou suivre une marche parallèle à celles-ci, de telle sorte qu'ils rétrocèdent comme elles subissent des exacerbations en même temps qu'elle ; c'est ce que je vais m'efforcer de démontrer. Le rhumatisme est fréquent à Buenos-Ayres, de telle sorte que j'ai pu recueillir sans difficulté des matériaux suffisants pour mener mon travail à bien ; j'ai vu dans ma clientèle beaucoup de personnes présentant des accidents rhumatoïdes de siége et d'intensité variables, j'en ai vu un certain nombres d'autres à l'hôpital atteints d'attaques aiguës. Toutes ou presque toutes avaient des accidents du côté des gencives et du système dentaire en général ; pourtant, dans les cas aigus, ces accidents n'étaient pas contemporains de l'attaque, ils remontaient à une période plus ou moins éloignée. Voici ce que j'ai relevé le plus souvent :

1° Résorption des alvéoles ;

2º Gingivite simple et ulcéreuse ;

3º Ostéo-périostite alvéolo-dentaire ;

4º Périostite alvéolaire ;

5º Nécrose dentaire et chute spontanée des dents ;

6º Névralgie faciale ;

7º Périostite du corps des maxillaires ;

8º Carie et nécrose des maxillaires.

Il existe une gradation entre ces accidents : la carie et la nécrose des maxillaires par exemple ne sont jamais produites spontanément par le rhumatisme, elles résultent de la propagation d'une affection moins grave et et mieux localisée. Nous allons maintenant poursuivre cette étude en donnant le résumé de 85 observations que nous avons pu recueillir et en faire le dépouillement statistique.

Obs. I. 41 ans, militaire. Attaque de rhumatisme articulaire aigu, il y a trois ans. Résorption des alvéoles des grosses molaires supérieures (face linguale). Gingivite marginale de toute l'arcade dentaire inférieure (face labiale).

Obs. II. D. 45 ans, médecin. Rhumatisme à forme vague à la fois articulaire et musculaire. Résorption alvéolaire supérieure (face linguale). Ostéo-périostite alvéolo-dentaire ; nécrose et chute spontanée de plusieurs dents. Deux ans plus tard.

Obs. III. — Mme N. N. 39 ans (française). Depuis

plusieurs années, accidents de rhumatisme vague :
Gingivite. Résorption alvéolaire au niveau des
grosses molaires supérieures droites.

Obs. IV. — Mme N. N. 25 ans. Rhumatisme
subaigu le plus souvent monoarticulaire et localisé
à un genou. Elle souffre encore actuellement d'une
chute spontannée de deuxième petite molaire inférieure et de la première et deuxième grosse molaire
supérieure gauche.

Oss. V. — Mme N.N. 58 ans. Rhumatisme articulaire chronique depuis plusieurs années. Résorption alvéolaire et gingivite généralisée.

Obs. VI. Mme N.N. 44 ans. Rhumatisme chronique
à poussées subaigues jusqu'ici monoarticulaire.

Résorption alvéolaire commençant au niveau des
grosses molaires supérieures gauches (face linguale)
Gingivite marginale inférieure.

Obs. VII. — N.N. 45 ans, militaire. Attaque de
rhumatisme articulaire aigu. A ce moment : Carie
de la première grosse molaire inférieure droite,
périostite alvéolaire, phlegmon consécutif.

Obs. VIII. — Mme P. X, 32 ans. Fille de parents
rhumatisants. N'a éprouvé jusqu'ici que des douleurs erratiques vagues qu'on puisse rattacher à la
diathèse.

Résorption alvéolaire au niveau des grosses molaires supérieures des deux côtés.

Obs. IX. — Mme E. D. 45 ans. Attaque de rhumatisme articulaire aigu, il y a 5 ans.

Résorption alvéolaire, gingivite.

Obs. **X.** — G. H. 56 ans. Rhumatisme articulaire chronique.

Chute spontanée de la plupart des dents. Résorption alvéolaire au niveau de celles qui restent. Accidents très douloureux.

Obs. **XI.** — Mme **N.N.** 47 ans. Rhumatisme articulaire chronique sans localisation permanente. Résorption alvéolaire au niveau de l'arcade dentaire supérieure.

Obs. **XII.** — Mme D. T. 38 ans. Rhumatisme monoarticulaire chronique. Résorption alvéolaire. Gingivite légère.

Obs. **XIII.** — **M. N.** 32 ans, originaire d'Espagne. Résorption alvéolaire au niveau des grosses molaires supérieures gauches ostéo-périostite du maxillaire au même niveau. Ebranlement de toutes les dents, fistule gingivale correspondant à l'incisive latérale supérieure gauche. Rien à relever dans les antécédents.

Obs. **XIV.** — N. D. 34 ans. Rhumatisme chronique de l'articulation radio-carpienne gauche. Résorption alvéolaire, gingivite.

Obs. **XV.** — K. L. 41 ans. Douleurs rhumatoïdes vagues. Résorption alvéolaire du côté gauche (mâchoire supérieure). Gingivite correspondant à la face labiale.

Obs. **XVI.** — M. T., avocat, 30 ans. Rhumatisme monoarticutaire aigu il y a cinq ans. Résorption alvéolaire supérieure correspondant à la face linguale des incisives. Ostéo-périostite alvéolo-dentaire confirmée.

Obs. XVII. — M. N. 33 ans. Douleurs rhumatoïdes vagues. Résorption alvéolaire correspondant
aux grosses molaires supérieures gauches. Gingivite

Obs. XVIII. — N. V. 48 ans, originaire d'Espagne.
Douleurs rhumatoïdes vagues, plusieurs attaques
subaiguës. Irritabilité cutanée; telle que l'applica-
tion d'un cataplasme provoque de l'érythème. Les
poussées d'érythème alternent avec les accidents articulaires. Résorption alvéolaire au début, gingivite
légère.

Obs. XIX. Mme F. 32 ans. Rhumatisme articulaire aigu, il y a un an. Résorption alvéolaire commençante correspondant aux grosses molaires supérieures.

Obs. XX. — M. X. 45 ans. Douleurs rhumatoïdes
vagues. Résorption alvéolaire; gingivite.

Obs. XXI. — M. Z. 38 ans, originaire de l'Italie.
plusieurs attaques de rhumatisme articulaire aigu.
Résorption alvéolaire supérieure gauche (face labiale. Ostéo-périostite alvéolo-dentaire généralisée.

Obs. XXII. — Mme S. 38 ans, fille d'un père rhumatisant. A plusieurs reprises douleurs vagues rattachées au rhumatisme. Résorption alvéolaire supérieure gauche,

Obs. XXIII. — M. D. 28 ans. Parents rhumatisants; attaque du rhumatisme articulaire aigu, il y
a deux ans. Ostéo-périostite alvéolo-dentaire confirmée.

Obs. XXIV. — T. 8 ans. Père mort de complication dans le cours d'un rhumatisme articulaire aigu : a eu lui-même plusieurs attaques de rhumatisme subaïgu. Gingivite érythémateuse correspondant à l'arcade dentaire inférieure.

Obs. XXV. — N. B. 32 ans. Fils de parents rhumatisants. Résorption alvéolaire. Gingivite érythémateuse chronique.

Obs. XXVI. — H. J. 30 ans, originaire d'Espagne. A l'âge de 19 ans attaque de rhumatisme articulaire aigu. Gingivite. Plusieurs périostites alvéolaires depuis lors.

Obs. XXVII. — Docteur E. P. 29 ans. Parents rhumatisants, plusieurs frères le sont également. Résorption alvéolaire, ostéo-périotite raréfiante. Depuis rhumatisme articulaire à forme subaiguë.

Obs. XXVIII. — M. L. 52 ans. A dix ans attaques de rhumatisme articulaire aigu. Périostites alvéolaires spontanées à plusieurs reprises ; résorption alvéolaire et gingivite chronique.

Obs. XXIX. — Mlle N., fille du précédent malade, *gingivite chronique.* Pas d'autre manifestation rhumatoïde.

Obs. XXX. — Mme K. N. 35 ans. Première attaque de rhumatisme articulaire aigu à 25 ans. Gingivite. Résorption alvéolaire au début.

Obs. XXXII. — M. N. 24 ans militaire. Rhumatisme articulaire aigu. Gingivite également aiguë au moment de l'attaque.

Obs. XXXII. — M. M. 60 ans. Rhumatisme articulaire. Ostéo-périostite alvéolaire raréfiante ayant déterminé la chute des dents inférieures.

Obs. XXXIII. — M. N. S. 27 ans, fils de mère rhumatisante ; douleurs rhumatoïdes vagues ; résorption alvéolaire ; ostéo-périostite alvéolo dentaire.

Obs. XXXIV. — M. G..., mi'itaire. A l'âge de 15 ans rhumatisme articulaire aigu. Chute de plusieurs dents par nécrose spontanée des extrémités radiculaires, périostite et résorption des alvéoles.

Obs. XXXV. — Mme O..., 48 ans. Rhumatisme articulaire aigu il y a quelques années. Depuis lors douleurs vagues dans différentes jointures. Gingivite chronique, névralgie faciale.

Obs. XXXVI. — Mme R..., 10 ans, fille d'un père rhumatisant. Poussées de différentes articulations. A ce moment gingivite et stomatite aphteuse.

Obs. XXXVII. — M. L..., 39 ans, avocat. Attaque de rhumatisme articulaire aigu. Ostéo-périostite, alvéolo-dentaire raréfiante et chute spontanée des dents trois ans après la chute de la première qu'il a perdue.

Obs. XXXVIII. — M. M..., 41 ans. Rhumatisme mono-articulaire chronique. Ostéo-périostite, alvéo-dentaire généralisée. Résorption alvéolaire ; fistule au niveau de l'incisive supérieure gauche centrale.

Obs. XXXIX. — Mme S..., 29 ans. Fille de parents rhumatisants ; plusieurs attaques subaiguës. Périostite alvéolaire spontanée au niveau des incisives inférieures ; névralgie du trijumeau.

3.

Obs. XL. — M..., 40 ans. La père est rhumatisant; n'a pas eu même jusqu'ici d'accidents rhumatoïdes proprement dits. ostéo-périostite, alvéolo-
dentaire des deux arcades. Résorption alvéolaire
généralisée.

Obs. XLI. — Mme N..., 39 ans. Mère rhumatisante à différentes reprises, douleurs rhumatoïdes
vagues. Résorption alvéolaire généralisée.

Obs. XLII. — Mme N..., 34 ans. Père rhumatisant. Première attaque de rhumatisme subaigu;
il y a trois ans, accidents non localisés. Périostites
dentaires rebelles. Résorption générale des alvéoles.

Obs. XLIII. — Mme D..., sœur de la malade précédente. Il y a plusieurs années, attaque de rhumatisme articulaire aigu. Gingivite. Périostites alvéolaires multiples. Résorption alvéolaire commençante.

Obs. XLIV. — M. T..., 60 ans. Rhumatisme arti-
laire chronique; premiers accidents il y a vingt ans;
chute spontanée de plusieurs dents, fistules gingivales au niveau des dents de sagesse inférieures de
chaque côté.

Obs. XLV. — M. V..., 24 ans. Père et mère rhumatisants, n'a jamais eu lui-même d'accidents proprement dits; caries multiples, périostites alvéolaires
ténaces. Gingivite.

Obs. XLVI. — Dr V..., 37 ans. Mère rhumatisante. Rien dans les antécédents personnels; jamais
d'accidents rhumatoïdes. Gingivite. Résorption alvéolaire généralisée.

Obs. XLVII. — M. Y..., 32 ans, frère du malade précédent. Rhumatisme mono-articulaire, plusieurs poussées subaiguës. Résorption alvéolaire généralisée, nécrose de la première petite molaire gauche, fistule à ce niveau.

Obs. XLVIII. — M. N..., 31 ans. A 28 ans, attaque de rhumatisme articulaire aigu; depuis lors sciatique. Gingivite. Résorption alvéolaire commençante.

Obs. XLIX. — M. E..., 45 ans, italien. Douleurs rhumatoïdes vagues, ostéo-périostite ayant amené la chute de plusieurs dents de la mâchoire inférieure.

Obs. L. — E. B..., 24 ans. Mère rhumatisante. N'a jamais eu lui-même d'accidents. Résorption alvéolaire commençante.

Obs. LI. — M. J. G..., 26 ans. Mère rhumatisante. Attaque de rhumatisme articulaire aigu. Résorption alvéolaire au niveau des grosses molaires supérieures, gingivite.

Obs. LII. — Mlle N. G..., sœur du malade précédent, mêmes manifestations que chez lui.

Obs. LIII. — M. N..., 16 ans. Père rhumatisant. Gingivite ulcéreuse; poussées de périostite alvéolaire sous la moindre influence.

Obs, LIV. — Mme A..., 32 ans, Italienne. Douleurs rhumatoïdes vagues; accès d'asthme. Résorption alvéolaire généralisée.

Obs. LV. — Mme N..., 39 ans. Père rhumatisant. Rhumatisme articulaire aigu. Ostéo-périostite alvéolo-dentaire, nécrose dentaire, chute consécutive de plusieurs dents.

Obs. LVI. — Mme V..., négresse, 54 ans. Attaque de rhumatisme articulaire aigu il y a dix-huit ans. Ostéo-périostite généralisée; toutes les dents sont ébranlées, plusieurs sont tombées spontanément.

Obs. LVII. — Enfant de 4 ans, fils de père rhumatisant. Douleurs articulaires fréquentes, chorée sans la moindre influence, périostites alvéolaires tenaces avec poussées phlegmoneuses locales suivies de fistules gingivales.

Obs. LVIII. — Mme N. A..., 48 ans. Rhumatisme chronique, résorption alvéolaire avancée.

Obs. LIX. — Mme F..., 52 ans, sœur de la précédente. Rhumatisme articulaire à 30 ans. Ostéo-périostite, nécrose et chute spontanée de plusieurs dents.

LX. — Mme L..., 18 ans, mère rhumatisante. A déjà eu elle-même des accidents articulaires vagues. Résorption alvéolaire commençant aux grosses molaires supérieure gauches ; du côté de la face labiale gingivite.

Obs. LXI. — M. O..., 42 ans, Espagnol. Rhumatisme articulaire chronique à poussées subaiguës fréquentes, n'a jamais eu la syphilis. Pas de sucre dans les urines. Périostite du corps du maxillaire limitée au côté droit de la mâchoire inférieure, ayant amené des nécroses partielles. Extraction de la deuxième petite molaire et d'un séquestre et des deux grosses molaires correspondantes ; toutes les dents restantes sont déchaussées et très ébranlées. Les dents de la mâchoire supérieure sont dans le même état. Pyorrhée alvéolaire abondante.

Obs. LXII. — M. G..., 23 ans. Mère rhumatisante, pas d'accidents jusqu'à ce jour. Gingivite. Résorption alvéolaire commençante.

Obs. LXIII. — M. L..., 35 ans. Douleurs rhumatoïdes vagues. Gingivite, résorption alvéolaire.

Obs. LXIV. — M. O..., 17 ans. Mère rhumatisante, pas d'accidents. Gingivite.

Obs. LXV. — Mme L..., 25 ans, sœur de la précédente. Pas d'accidents rhumatoïdes jusqu'ici. Périostites alvéolaires multiples.

Obs. LXVI. — M. S..., 45 ans. Rhumatisme chronique. Résorption alvéolaire au niveau de toutes les grosses molaires inférieures.

Obs. LXVII. — M. R..., 42 ans, italien. Rhumatisme articulaire aigu à l'âge de 31 ans. Depuis lors, douleurs rhumatoïdes vagues. Résorption alvéolaire au niveau des grosses molaires supérieures gauches. Nécrose de la première grosse molaire supérieure du même côté.

Obs. LXVIII. — Mme S..., 28 ans. Mère rhumatisante, n'a pas eu elle-même d'accidents. Résorption alvéolaire généralisée, les racines des grosses molaires sont complètement à découvert.

Obs. LXIX. — M. D..., 35 ans. Rhumatisme mono-articulaire chronique. Carie de la canine inférieure gauche, périostite phlegmoneuse, carie correspondante du maxillaire. Suppuration abondante, nombreux petits séquestres, plusieurs dents du voisinage ébranlées.

Obs. LXX. — M. W..., 45 ans. Rhumatisme chronique. Périostite alvéolaire spontanée au niveau de l'incisive centrale inférieure gauche; fistule gingivale correspondante.

Obs. LXXI. — Mme A..., 24 ans. Mère rhumatisante, pas d'accidents. Gingivite, résorption alvéolaire commençante.

Obs. LXII. — Mlle D..., 19 ans, sœur de la précédente malade. Mêmes manifestations que chez elle.

Obs. LXXIII. — M. N..., 48 ans. A l'âge de 37 ans, attaque de rhumatisme articulaire aigu, résorption alvéolaire avancée, les racines sont à découvert.

Obs. LXXIV. — M. O..., Italien, 58 ans. Rhumatisme chronique. Ostéo-périostite alvéolaire.

Obs. LXXV. — Mlle N..., 17 ans. Mère rhumatisante. Pas d'antécédents rhumatoïdes jusqu'ici. Gingivite, résorption alvéolaire commençante.

Obs. LXXVI. — Mme V..., 26 ans, sœur de la précédente. Pas d'accidents rhumatoïdes. Ostéo-périostite. Résorption alvéolaire.

Obs. LXXVII. — Mme N..., 49 ans. Mère des deux précédentes. Plusieurs attaques de rhumatisme articulaire aigu. Polyarthrite rhumatismale chronique pendant la marche et tous les mouvements très difficiles. Ostéo-périostite alvéolaire. Nécrose et chute spontanée de plusieurs dents. Suppuration abondante au niveau du collet.

Obs. LXXVIII. — M. N. A..., 21 ans. Mère rhumatisante. Douleurs rhumatoïdes vagues. Résorption alvéolaire. Gingivite.

Obs. LXXIX. — Mlle C..., 19 ans. Mère rhumatisante, pas d'accidents rhumatoïdes antérieurs. Gingivite, résorption alvéolaire.

Obs. LXXX. — M. F..., 38 ans, Italien, Rhumatisme mono-articulaire chronique. Nécrose de la dent de sagesse inférieure droite d'extraction très facile ne provoquant ni douleur, ni hémorrhagie.

Obs. LXXXI. — M. B..., 52 ans, Français. Rhumatisme vague. Ostéo-périostite des incisives et des canines supérieures.

Obs. LXXXII. — M. P. A..., 40 ans. Attaque subaiguë de rhumatisme mono-articulaire se présentant après les accidents buccaux. Résorption alvéolaire généralisée. Ostéo-périostite alvéolo-dentaire. Périostite alvéolaire spontanée.

Obs. LXXXIII. — M. H..., 26 ans, Italien. Parents rhumatisants. Gingivite chronique, pas de rhumatisme.

Obs. LXXXIV. — M. J..., 34 ans. Plusieurs attaques de rhumatisme articulaire aigu. Gingivite. Résorption alvéolaire.

Obs. LXXXV. — M. B..., 54 ans, Rhumatisme chronique. Résorption alvéolaire avancée. Les racines de plusieurs molaires supérieures sont à découvert.

Parmi nos 85 malades, nous en trouvons :

52 **du** sexe masculin,
33 » féminin.

Voici comment ils peuvent être répartis d'après l'âge :

Au-dessous de 20 ans............ 10
» » 20 à 30 ans........ 17
» » 30 » 40 » 25
» » 40 » 60 » 22
» » 50 et au delà..... 11
———
Total........ 85

Sur ce nombre, on a noté des antécédents héréditaires :

Chez le père............... 8 fois
» la mère............ 19 »
» les deux .... 7 »
» les frères et sœurs... 7 »

Dans les antécédents personnels, on a relevé :

Le rhumatisme articulaire aigu...... 20 fois
Le rhumatisme chronique subaigu, vague............................ 24 »
Le rhumatisme localisé............. 13 »
Les accidents rhumatoïdes se présentèrent avant les accidents dentaires. 25 »

En même temps qu'eux............ 20 »

Après eux..................... 2 »

Parmi les accidents relatifs aux dents et à leur voisinage, nous trouvons :

Résorption alvéolaire seule... ...... 25 fois

    »   avec gingivite........ ... 40 »

    »   avec ostéo-périostite en en voie d'évolution.... 15 »

Chute spontanée des dents.......... 8 »

Carie avec périostite alvéolo-dentaire. 2 »

En somme, nous croyons pouvoir terminer ce travail par les conclusions suivantes que nous avons déjà présentées au Congrès international.

CONCLUSIONS

I. Les dents, les maxillaires et les parties molles de la bouche sont fréquemment le siège d'accidents d'origine rhumatismale.

II. Ces accidents peuvent précéder, accompagner ou suivre des manifestations articulaires, musculaires, fibreuses, etc., aiguës, subaiguës ou chroniques. Elles peuvent rester longtemps isolées et constituer la seule expression visible de la diathèse.

III. Les accidents les plus fréquents d'origine rhumastismale sont :

1° Du côté *des dents :*

a) La périostite alvéolaire ;
b) L'ostéo-périostite alvéolo-dentaire ;
c) La nécrose dentaire ;
d) La chute spontanée des dents.

2° Du côté *des gencives :* les inflammations simples et aphteuses ;

3° Du côté *du système nerveux :* la névralgie

faciale, correspondaut à l'une ou à l'autre des branches du trijumeau ;

4° Du côté *des maxillaires* : résorption alvéolaire, carie et nécrose des maxillaires.

Aucune de ces affections locales ne peut être regardée comme une affection propre au rhumatisme, on les observe, avec la même physionomie clinique, chez des sujets qui ne sont pas rhumatisants ; elles peuvent avoir une origine locale ou générale.

Il est impossible de fixer leur place dans la chronologie et l'ordre de succession des accidents rhumatismaux. En général pourtant, ces manifestations sont tardives. Leur maximum de fréquence correspond à l'âge moyen de la vie (de 25 à 40 ans).

IV. C'est surtout dans les formes vagues et chroniques, qu'on observe les manifestations rhumatismales. Elles alternent assez souvent avec d autres. Dans les formes chroniques, par exemple, une poussée subaiguë du côté du tissu fibreux, des jointures ou des muscles est souvent suivie d'une rétrocession des accidents buccaux. Ceux-ci ne constituent en aucune façon un *noli me tangere* : on peut les traiter sans crainte de localisations diathésiques de même ordre et plus graves. Il est même indispensable de les traiter à cause de leur marche progressive. On n'oubliera pas, toutefois en posant les indications, le substratum diathésique rhumatismal, de telle sorte qu'en même temps que le traiteme nt local, une indication général est indiquée.

Paris. Typ. A. DAVY, 52, rue Madame.

www.ingramcontent.com/pod-product-compliance
Ingram Content Group UK Ltd.
Pitfield, Milton Keynes, MK11 3LW, UK
UKHW021014120726
13693UKWH00005B/1976